TRIOMPHE
DE LA SAIGNÉE

AU DÉBUT DES
Maladies Inflammatoires

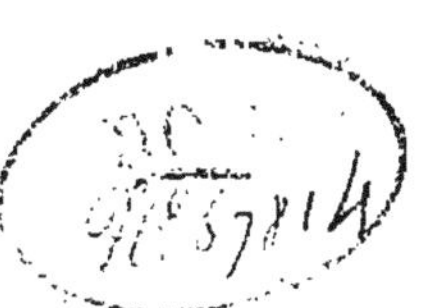

GRAND DANGER DE LA DIFFÉRER
ou de ne pas la faire.

CHATEAUBRIANT

IMP. H. BOURGEOIS, B^d DES TERRASSES

1890

TRIOMPHE DE LA SAIGNÉE

au début des Maladies inflammatoires

GRAND DANGER

DE LA DIFFÉRER OU DE NE PAS LA FAIRE

Quelques faits entre mille observés dans ma longue carrière, et plusieurs dont j'ai eu connaissance par les journaux depuis 1886, vont prouver cette vérité.

Les cas traités par la saignée seront mis en regard de ceux traités par les nouvelles méthodes.

Je serai sobre de réflexions, laissant à des plumes *beaucoup mieux exercées que la mienne* le soin de coordonner les faits, de les analyser et d'en déduire les enseignements qu'ils comportent. *Quod vidi testor;* du reste les faits parleront d'eux-mêmes.

Je citerai quelques cas de méningite

inflammatoire, d'insolation, d'apoplexie cérébrale, de rhumatisme articulaire aigu, de pyohémie inflammatoire, deux de variole, deux très intéressants de fièvre typhoïde, et plusieurs de pleuro-pneumonie, fluxion de poitrine.

LA MÉNINGITE INFLAMMATOIRE

La méningite inflammatoire est le champ d'honneur de la saignée ; elle seule peut combattre avantageusement cette terrible affection.

Pour la combattre, il faut une foi ardente dans la bonté de son traitement, du courage, de l'énergie, une persévérance à toute épreuve. Il faut s'oublier soi-même pour ne songer qu'au salut de son malade.

Quand je guéris le vieillard d'Issé, 79 ans, par cinq émissions sanguines en quatre jours, il fallut un combat acharné pour obtenir la cinquième saignée qui jugea la maladie. Le délire ne revint plus, la guérison était assurée et, avant un mois, le vieillard faisait facilement à pied et sans fatigue, trois kilomètres pour aller à la messe.

Quand j'arrachai à la mort le père de M. Bertin, 75 ans, par trois larges saignées, quinze cents grammes de sang en vingt-quatre heures, trois femmes voulaient m'arracher les yeux.

Avant cinq jours, le robuste vieillard allait remercier les trois femmes de l'intérêt si vif qu'elles lui avaient prodigué, et rendait leurs visites à ses nombreux amis.

Ces deux faits feront à jamais l'orgueil et la gloire de la saignée et le plus grand honneur au sang généreux des deux vieillards.

Peu de médecins ont eu autant que moi à traiter des méningites franchement inflammatoires.

J'ai conservé le souvenir de cinquante cas.

Trois fois j'eus la chance d'être appelé quelques heures après le frisson initial et trois fois le triomphe de la première saignée fut complet. En 1884, trois hommes de la ville tombent sur la tête le même jour et sont pris de délire six heures après la chute. Les deux premiers sont largement saignés et mis à la diète et à l'eau fraîche pendant quatre jours.

Le troisième, plus savamment traité par les anti-pyrétiques si en vogue aujourd'hui, retourne à ses occupations après quarante-huit heures. Cinq jours plus tard, pendant que les deux premiers allaient à leur travail, le troisième était conduit à sa dernière demeure.

La méningite inflammatoire renaît de ses cendres.

Lorsque la maladie était bien formée, il fallait trois émissions sanguines pour la détruire, et toutes les fois que je n'ai pas été libre de faire une troisième émission sanguine, j'ai perdu mes malades neuf fois sur dix; le seul qui ait été sauvé par deux saignées ne but que de l'eau fraîche pendant un long mois. Trois fois je tentai une légère alimentation, trois fois le délire reparut. Une troisième émission sanguine aurait beaucoup abrégé la maladie et permis une légère alimentation dix jours plus tôt.

Des trente-sept malades que j'ai été libre de saigner trois fois, je n'en ai perdu qu'un, parce que j'eus la faiblesse de céder à l'opinion publique et que je n'osai pas faire une quatrième émission sanguine que me suppliaient de faire mon malade et sa digne femme.

Le sujet de cette observation, un gros paysan de 50 ans, très ptéthorique, ayant fait la noce le dimanche en bu-

vant trop de vin blanc, se trouva indis-
posé le lundi matin et pria son médecin
de lui tirer du sang. Mais le jeune savant rejeta fort loin, comme n'étant plus
à la hauteur des progrès du jour, ce
grand moyen de traitement, le seul qui
pût arrêter le flot montant de l'inflammation du cerveau, pour donner un purgatif, ce banal antiphlogistique.

Le pauvre malade réclama en vain la
saignée pendant cinq jours.

Le vendredi midi, il faisait encore le
tour de sa table en s'y appuyant, pendant qu'on faisait son lit. Le vendredi
soir, l'hémiplégie gauche était complète, la bouche contournée et la parole
impossible.

Le samedi matin, une large saignée
fut pratiquée. Le lundi suivant, neu-
vième jour, une seconde émission sanguine amena une légère détente, et le
jeudi, douzième jour, une saignée de
cinq cents grammes calma l'inflammation du cerveau et ramena la connaissance qui persista pendant cinq jours.
Malheureusement, une légère alimentation trop tôt permise, raviva l'inflammation qui amena un collapsus et la
mort le vingt-deuxième jour.

Une saignée, faite les deux premiers

jours, à la demande du malade, aurait facilement étouffé dans son germe l'inflammation qui désorganisa le cerveau.

Des trente-six cas de méningite inflammatoire, délirante, quelquefois convulsive, que j'ai saignés trois fois en quatre jours, je n'en ai point perdu.

Le sang neuf ne tue que la maladie.

Le petit Durand, de Saint-Aubin-des-Châteaux, que j'appelle la gloire vivante de la saignée, a été affecté six fois en vingt ans de cette terrible maladie, et a été guéri à chaque fois par trois larges émissions sanguines, quatorze cents grammes en moyenne. Ses convalescences ont toujours été heureuses et de courte durée, et, quoiqu'il habite les rives du vaste étang de la Hunaudière, il n'a jamais pris ni quinine, ni fer, ni quinquina et sa main vigoureuse dirige aisément la charrue qui nourrit sa belle famille.

Que les adversaires de la saignée citent de pareils succès?

Leurs journaux sont remplis de récits d'autopsies les plus savantes, que d'habiles anatomopathologistes décrivent d'une manière admirable et d'autant mieux qu'ils le font plus souvent.

Dans notre région de Châteaubriant,

je n'ai jamais ouï dire que la méningite inflammatoire n'ait pas amené, en moins de huit jours, la mort des personnes les mieux portantes, avant l'explosion de la maladie, quand on n'a pas largement employé les émissions sanguines.

Je pourrais citer les noms, les dates et les demeures.

INSOLATION

J'ai eu connaissance de plusieurs cas d'insolation qui ont été mortels, je n'ai pas su les moyens curatifs employés.

J'en ai vu trois par moi-même ; deux hommes dans la force de l'âge qui refusèrent la saignée et moururent en cinq jours.

Le troisième, une petite femme, vigoureuse et énergique, 35 ans, fut frappée d'insolation en cassant des mottes sur son champ pendant les chaleurs torrides du mois d'août 1887, et eut, le soir, une perte foudroyante. Je rassurai les parents en leur disant que la nature médicatrice intelligente lui avait sauvé la vie, et qu'une petite émission sanguine me semblait encore utile.

Ma demande fut refusée. Le lendemain, une nouvelle perte plus foudroyante jugea la maladie.

L'émission sanguine que j'avais proposée la veille aurait enlevé à la nature médicatrice l'honneur de compléter sa belle cure. Ce fait prouve clairement que la nature médicatrice, bien plus habile que les médecins à saisir les indications thérapeutiques, approuve les émissions sanguines, puisqu'elle les fait elle-même.

En 1886, plusieurs de nos soldats furent aussi frappés d'insolation. J'ai en vain demandé des renseignements à M. le Ministre de la guerre, qui me fit répondre qu'il ne pouvait pas m'en donner, les documents n'étant pas encore concentrés au ministère de la guerre.

J'ai bien peur que plusieurs n'aient payé le tribut aux doctrines du jour qui proscrivent la saignée.

L'armée allemande a vu tomber cinquante de ses hommes, dans une marche rapide, dans le mois de mai 1888.

PYOHÉMIE INFLAMMATOIRE

Un charpentier de Béré, homme fort et vigoureux, revenant le midi de son travail, ne marchait qu'en trébuchant, ayant peur de tomber.

L'ouverture de la veine donna huit

cent cinquante grammes d'un sang qui avait la densité du lait baratté. Le troisième jour, cet homme voulait retourner à l'atelier, mais je le forçai à garder le repos pendant cinq jours.

Les adversaires de la saignée pourraient-ils dire quels microbes avaient vicié le sang de cet homme? pourraient-ils indiquer un remède qui l'eût guéri en moins de temps?

Sans l'émission sanguine, les microbes auraient envahi le poumon, le cœur, le cerveau, et auraient amené la mort avant huit jours. *La saignée est le microbicide par excellence.*

Un ouvrier de Soudan, atteint d'une céphalalgie térébrante, m'appelle et, en mon absence, reçoit la visite d'un savant collègue imbu des doctrines du jour, qui donna du quinine pour couper la fièvre. La nuit suivante, le malade se sauva dans un vivier. Le lendemain matin, je tirai huit cent cinquante grammes de sang, et le second jour, l'ouvrier allait au travail.

Peut-on demander un plus beau triomphe de la saignée?

Le quinine est dangereuse dans les maladies du cerveau.

Pendant les chaleurs torrides de juil-

let 1886, une vieille femme de Rougé, 81
ans, frappée d'une céphalalgie térébrante, le feu sur la figure et dans les
yeux, est largement saignée le premier jour. Le second jour, grande amélioration, saignée de trois cents grammes et eau fraîche. Le troisième jour,
restait une légère céphalalgie dont la
nature se débarrassa par deux épistaxis.

Un clinicien pourrait-il dire que cette
femme encore bien portante aujourd'hui
ne doit pas la vie aux émissions sanguines pratiquées par la nature et par
l'art?

L'union du sang neuf et d'un vin généreux rajeunit les convalescents. *Vinum bonum lœtificat.*

PYOHÉMIE INFLAMMATOIRE

Si la pyohémie inflammatoire, plus
ancienne, a fait plus de ravage et a occasionné une maladie organique, plusieurs saignées sont nécessaires.

Un fermier de Noyal, atteint d'une
pleurésie rhumatismale, était dans une
situation alarmante. Une faiblesse extrême et le délire annonçaient une mort
prochaine. J'entrevis heureusement

l'*oppression virium*, état caractérisé par
le pouls petit, fréquent, filtiforme, la
chaleur mordicante, le facies hippocra-
tique, et je fis une émission sanguine
de trois cent quatre-vingt grammes.

Le second jour, il y avait une légère
amélioration ; le pouls moins fréquent,
mais plus large et plus développé, indi-
quait bien plus facilement que la veille
une émission sanguine qui amena une
amélioration si considérable que le troisième jour, la convalescence paraissait
assurée.

On me redemanda le cinquième jour,
parce que le délire menaçait de revenir.

Une troisième saignée fut pratiquée
et quinze jours plus tard, le fermier re-
prenait sa charrue.

Ce fait qui, pour un grand clinicien,
vaut à lui seul tout un volume d'indications thérapeutiques, n'est-il pas un
beau triomphe de la saignée?

VARIOLE

Il y a longtemps, on m'appela pour
un jeune homme fort et vigoureux
affecté d'une fièvre brûlante, auquel je
fis, sans hésiter, une large saignée.

Le lendemain, j'appris avec grand

effroi que son frère était mort de la variole un mois plus tôt, traité par un médecin très expérimenté et d'un dévouement sublime à ses malades.

Si je l'avais su, je n'aurais pas osé faire l'émission sanguine qui sauva la vie de mon malade, dont la variole fut très grosse, très belle et très blanche.

C'est donc encore un triomphe de la saignée.

Ce cas heureux me rappelle une observation très curieuse et très intéressante recueillie pendant l'épidémie variolique de Saint-Vincent-des-Landes.

Pendant qu'un jeune militaire, affaibli par un long séjour à l'armée, prenait chaque jour quinze cents grammes d'excellent vin, trois tasses de café, deux fois d'excellent bouillon, quatre-vingts grammes de cognac, 15 gouttes d'essence de menthe, sa jeune sœur, 17 ans, buvait à discrétion de l'eau fraîche, et avait jour et nuit la tête entourée d'eau froide. La variole de la forte jeune fille fut plus grosse, plus blanche que celle de son frère.

Ces deux malades guérirent parfaitement.

La saignée, si j'avais osé la faire, aurait probablement permis de remplacer l'eau fraîche par la tisane et de supprimer l'application de l'eau froide.

Je suis très éloigné cependant de conseiller la saignée dans la variole, puisque je n'ai trouvé l'indication de la faire que deux fois sur cent.

Dans cette grande épidémie, quatre-vingt-dix fois sur cent, je donnai beaucoup de vin et d'excellent vin. J'avais à ma disposition la cave d'un très noble châtelain et j'y puisais bien largement. Ce généreux ami des pauvres me remerciait sans cesse de l'honneur que je lui faisais en demandant son vin.

Sur plus de cinquante indigents varioleux, à Saint-Vincent-des-Landes, je n'en perdis pas un seul, comme le constate l'adresse de félicitations et de remerciements que me vota en reconnaissance le conseil municipal de cette belle et grande commune.

Je perdis trois beaux jeunes hommes, riches, trois frères, dans la même maison, probablement parce que leur vin n'était pas assez généreux.

A Saint-Aubin-des-Châteaux, le bon vin eut le même triomphe qu'à Saint-Vincent-des-Landes, et son conseil municipal, fier et heureux de mes succès, me vota une adresse de félicitations et de remerciements.

RHUMATISME ARTICULAIRE AIGU

Il y a deux ans, deux cas graves se présentèrent à moi ; une femme forte de 40 ans et un ouvrier de 37 ans, tous les deux fortement atteints de rhumatisme articulaire aigu très fébrile. Ces deux malades, qui avaient pris chacun cinq grammes de salicylate de soude par jour pendant une semaine presque sans amélioration, demandèrent la saignée qui les guérit en quatre jours. Le triomphe de la saignée fut complet.

Cette année, j'ai vu dix cas bien remarquables. Un bel enfant de 11 ans appartenant à une famille riche n'a point été saigné, il a été saturé de salicylate de soude, d'antipyrine, de bromure de potassium et de sodium, couvert de vésicatoires et de rubéfiants les plus énergiques, presque sans succès. L'inflammation mal combattue s'est communiquée aux enveloppes du cœur et ce bel enfant est mort d'endocardite après quatre mois de souffrances héroïquement supportées.

J'ai cent fois regretté de n'avoir pas

saigné cet enfant au début de la maladie.

Une dame dans la force de l'âge, très
phlétorique, ne voulant à aucun prix de
la saignée, a fait appeler trois savants
docteurs, imbus des doctrines du jour,
qui l'ont traitée avec un grand luxe de
médicaments. Elle est morte de méningite le dix-septième jour.

Huit cas graves ont été traités par moi;
tous largement saignés, quatre une fois
et quatre deux fois, deux jours consécutifs. Chez ces huit malades l'émission
sanguine a préparé le triomphe du salicylate de soude et mes huit malades ont
parfaitement guéri en douze jours, sans
qu'aucun d'eux ait eu à se plaindre
d'anémie. L'union du sang neuf et d'un
vin généreux rajeunit les convalescents.

Un savant a dit ironiquement qu'autrefois on saignait plus en une matinée
que maintenant en un an.

C'est vrai malheureureusement pour
la santé publique. Mais le savant adversaire de la saignée a omis de publier le
corollaire ; c'est qu'autrefois il mourait
moins de malades de la fluxion de poitrine en un an que maintenant en un
mois ; que la péricardite et l'endocardite
ne compliquaient pas l'inflammation

du poumon comme aujourd'hui, qu'il y avait quatre fois moins d'apoplexie que de nos jours. Dans tous les pays les journaux sont remplis d'annonces de morts par congestion pulmonaire et par pneumonie.

Un savant de Belgique, un prince de la science, M. Willems a dit en pleine Académie. Pour moi je pense que la méthode des saignées nous a rendu incontestablement les plus grands services ; qu'elle est appelée à nous en rendre tous les jours, et je déplore l'abandon absolu qu'on en a fait. C'est ainsi que je me suis trouvé en consultation dernièrement avec un jeune confrère qui, lorsque je lui ai parlé de l'apportunité de pratiquer une saignée, chez le malade auprès duquel nous avions été appelés, m'a déclaré formelle qu'il était incapable de pratiquer une saignée, par cette exellente raison qu'il n'en avait jamais pratiqué ni même vu pratiquer.

FIÈVRE TYPHOÏDE

Il y a quelque temps, un forgeron, sa femme et un ouvrier furent affectés de fièvre typhoïde grave dans le bourg de

Saint-Aubin-des-Châteaux, et traités par d'habiles médecins avec un grand luxe de médicaments. Le mari et la femme succombèrent au bout d'un mois.

L'ouvrier, craignant de suivre ses maîtres au cimetière, se fit conduire chez ses parents à la campagne, où il se guérit avec de l'eau fraîche.

Dix jours après la guérison de l'ouvrier, une petite femme de 59 ans m'appelle pour un accès de fièvre inflammatoire. Une large saignée fut pratiquée, le lendemain légère amélioration, large saignée, eau froide. Le troisième jour, convalescence.

Cinq jours plus tard, fièvre typhoïde bien évidente.

J'apprends avec grand effroi que cette femme et sa fille, qui était sur le point d'accoucher, avaient, pour ainsi dire seules, soigné le forgeron et sa femme, morts de la fièvre typhoïde dans la maison voisine.

N'ayant jamais pratiqué d'émissions sanguines dans la fièvre typhoïde, je crus que la mort de ma malade serait inévitable.

La guérison du jeune homme avec l'eau fraîche me rassura un peu.

La malade ne but à peu près que de

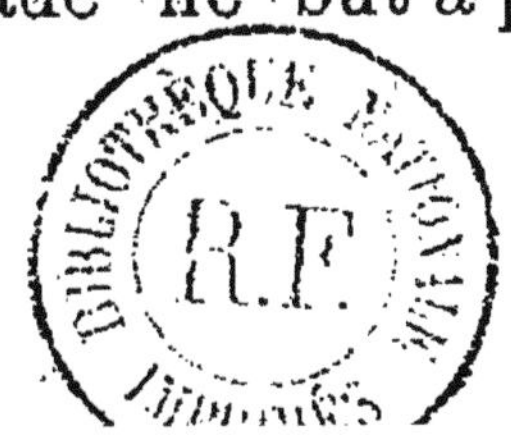

l'eau froide d'abord, plus tard, un peu de vin, du bouillon et du café ; la maladie fut longue, mais n'offrit rien de remarquable.

La fille fut prise comme la mère de fièvre inflammatoire dix jours plus tard, et fut très largement saignée une fois seulement.

Cinq jours après l'émission sanguine, cette femme accoucha très heureusement d'un bel enfant qui vit encore.

Dix jours après l'accouchement, fièvre typhoïde bien évidente. Même traitement que pour la mère : eau fraîche à discrétion. Au bout d'un mois, la mère se lève avant sa complète guérison pour donner des soins à sa fille. Quelques jours plus tard, elle se sent fatiguée, comme étourdie, ne pouvant marcher sans crainte de tomber. Elle me demande une saignée. Ma réponse n'était pas douteuse.

Comment, lui dis-je, après deux larges saignées avant votre maladie, un mois de maladie avec diète et eau fraîche, vous voulez une saignée ! mais c'est absurde et impossible. Le lendemain et le surlendemain, même demande et même refus. Après cinq jours, cette femme dit : Vous voulez donc me laisser mourir? Poussé à bout, je tirai 300 gr. de sang et le lendemain la petite femme se croyait guérie.

Depuis ce temps, la mère et la fille, parfaitement portantes, ne m'ont jamais demandé, ni toniques, ni fer, ni quinquina.

Cette observation est pleine d'enseignements pratiques. En effet, il est évident pour un clinicien expérimenté que la fièvre inflammatoire dont fut affectée la mère aurait amené la mort sans les deux émissions sanguines qui eurent un si beau triomphe, et qu'elle eût porté au cimetière le germe de la fièvre typhoide encore à l'état latent.

La fille, sans la large émission sanguine, aurait probablement succombé dès suites de la fièvre cérébrale, qui, si elle n'avait amené la mort, aurait hâté l'accouchement, et l'accouchement prématuré dans la fièvre typhoïde est toujours mortel.

Je suis loin cependant de conseiller les émissions sanguines dans la fièvre typhoïde, mais je déplore le grand abus que l'on fait du sulfate de quinine pour la combattre.

J'ai vu mourir d'un épanchement pleurétique, un homme fort, saturé de quinine et de vin de quinquina employés avec excès. La fièvre typhoïde était guérie, mais l'épanchement pleurétique emporta le malade en quinze heures.

Dans le même temps, une jeune fille, très forte, de Saint-Aubin-des-Châteaux, étant allée à la Guerche donner des soins à son frère, employé de chemins de fer, affecté d'une fièvre typhoïde très grave et qui fit beaucoup de victimes, rapporta dans sa famille le germe de cette redoutable maladie.

Elle souffrait beaucoup d'une fièvre continue dont le caractère prédominant était une céphalalgie térébrante.

Plusieurs moyens ayant été inutilement employés, j'eus l'idée de faire une émission sanguine qui me paraissait indiquée et qui m'avait si bien réussi chez mes deux malades du bourg.

Ses parents, secondés par l'opinion publique, m'empêchèrent d'exécuter mon dessein.

Un jeune collègue fit donner du quinine, et, avant deux jours, une perte foudroyante enlevait la malade en moins d'une demi-heure.

Les sels de quinine et les vins de quinquina donnés dans la fièvre typhoïde préparent des revers.

APOPLEXIE CÉRÉBRALE

Dans l'apoplexie cérébrale avec hémiplégie, la saignée est le meilleur moyen d'arrêter les accidents inflammatoires occasionnés par l'épanchement sanguin dans le cerveau.

J'ai conservé le souvenir d'un grand nombre de cas d'apoplexie avec hémiplégie, pour lesquels une ou deux émissions sanguines furent pratiquées, et les malades furent sauvés, conservant une *demie-vie* pendant plusieurs années.

J'ai observé huit cas d'apoplexie foudroyante qui amenèrent la mort sept fois en six heures et une fois en quatre heures. Jugeant que la mort était inévitable, je m'abstins de tout traitement pour ne pas compromettre l'art inutilement.

J'ai prolongé de dix ans la vie d'un excellent vieux notaire, hémiplégique adoré de sa belle famille, en le saignant deux fois par an, lorsque sa démarche et sa parole devenaient plus difficiles.

La saignée le rajeunissait toujours un peu.

Depuis 1886, l'apoplexie m'a fait voir encore bien des fois le triomphe de la saignée.

Un vieillard de 83 ans, à Saint-Aubin-des-Châteaux, frappé d'hémiplégie avec perte de connaissance, fut largement saigné. La paralysie diminua peu à peu, et le vingtième jour, il visitait ses champs. Ce beau viellard a encore vécu quatre ans.

Un autre vieillard, 76 ans, affecté depuis deux ans, d'un ramolissement du cerveau, frappé subitement d'hémiplégie, fut largement saigné trois heures après son attaque. L'émission sanguine à peine terminée, la bouche se redressa à moitié et la main paralysée put exécuter quelques mouvements. Ce vieillard est mort à 80 ans de sa paralysie générale.

Un fermier, aussi affecté de paralysie avec hémiplégie incomplète, fut largement saigné pendant trois jours consécutifs et guérit bien.

Quatre ans plus tard, il eut une seconde attaque de paralysie et fut de même saigné trois fois avec le même succès.

Deux ans plus tard, il eut une troisième attaque qui amena la mort en quinze heures, sans que j'osasse lui faire aucun traitement.

Un fermier, dans la force de l'âge et

jeune encore, fut frappé très fortement, avec perte de connaissance et hémiplégie incomplète. Une émission sanguine de 850 grammes le remit sur pied en 8 jours.

Une femme de 74 ans, également frappé d'hémiplégie fut saignée deux fois en 24 heures, et guérit imparfaitement sans doute, mais assez bien pour faire son petit ménage ! Elle vécut encore un an, et mourut d'apoplexie, sans avoir reçu les secours de l'art.

Que les adversaires de la saignée citent de pareils succès ?

J'estime que, lorsque l'apoplexie avec hémiplégie n'amène la mort qu'en huit jours, une ou deux saignées auraient pu conserver la vie !

PLEURO-PNEUMONIE, FLUXION DE POITRINE

Dans ma longue carrière, j'ai vu assurément plus de onze cents cas de fluxion de poitrine.

Des 250 qui n'ont pas été saignés, ou qui ne l'ont été qu'une fois, plus de la moitié sont morts.

Des 850 qui ont été saignés deux fois, six seulement ont succombé pour des circonstances étrangères à la saignée, et 844 ont parfaitement guéri en douze jours.

Des 120 qui ont été saignés trois fois, tous ont été sauvés.

En 1886 et les premiers mois de 1887, j'ai traité trente-neuf fluxions de poitrine que je divise en deux catégories : quatorze qui ont été traitées sans émission sanguine, et vingt-cinq pour lesquelles on les a employées.

La première catégorie a eu huit décès sur quatorze cas, parce que les soins ont été donnés trop tard.

Le médecin doit être appelé dès le matin du second jour.

La seconde catégorie comprend vingt-cinq malades.

Le premier, qui fut atteint d'une pleurésie, légère en apparence, fut saigné très timidement. La maladie s'aggrava plus tard et amena des désordres dans le péricarde. Cet homme, qu'une large saignée eut guéri en douze jours, resta deux mois souffrant d'un épanchement dans la plèvre et dans le péricarde, et ne guérit qu'en trois mois.

Cet insuccès profita largement au vingt-quatre autres malades, chez lesquels la fluxion de poitrine débuta avec des symptômes graves, quelquefois alarmants.

Tous furent saignés largement, neuf une fois et quinze deux fois. Tous ont guéri parfaitement en douze jours, et la plupart sans avoir besoin de vésicatoires.

Pendant que la saignée donnait de si magnifiques résultats à Châteaubriant, dans le traitement de la fluxion de poitrine, dans un hôpital de Paris, service de M. Lancereaux, six hommes, y compris un infirmier *sobre et robuste,* contractèrent la *pneumonie,* dans les salles même de l'hôpital, et sous les yeux de médecins éminents par le talent, la science, le plus sublime et le plus parfait dévouement à leurs malades, et moururent tous les six.

La femme de l'infirmier succombait en même temps dans autre service.

Dans le même hiver de 1886, aux Invalides, sur un effectif de 284, dont la moyenne de mortalité n'est que de 50 par année, 42 vieillards succombèrent en moins de trois mois, tous atteints de *pneumonie.*

Nantes, qui a aussi presque entièrement abandonné les émissions sanguines, enregistrait, en 1886, 248 décès par pneumonie et 418 en 1887.

A la vue de tels résultats, obtenus par des hommes aussi éminents par le talent, la science, le plus sublime et le plus parfait dévouement à leurs malades, je ne peux m'empêcher de dire que l'abandon de la saignée est un désastre pour la santé publique.

Si les morts avaient la parole, la liste des décès survenus, parce qu'on n'a pas pratiqué les émissions sanguines, serait effrayante.

Pendant les chaleurs torrides du mois d'août 1887, deux ouvriers et un laboureur furent atteints le même jour de fièvre pneumonique.

Les deux ouvriers, dont un seul avait un point de côté, furent très largement saignés le 13 au matin.

Le laboureur avait des accidents intestinaux qui me firent croire que j'étais en présence d'une fièvre bilieuse, et je donnai un purgatif.

Le lendemain, 14 août, les deux ouvriers étaient fort bien depuis l'émission sanguine. Le mal de côté du premier avait disparu, et le second, qui, la veille, n'avait aucune douleur pleurétique, s'en plaignait un peu, mais la pleurésie n'était plus à craindre beaucoup après la large saignée de la veille ; aussi guérit-il très bien.

Le laboureur, au contraire, voyait son état bien empiré : une céphalalgie térébrante, un point de côté violent, des crachats rouillés, une grande oppression annonçaient une maladie grave.

Une large saignée fut pratiquée et je prévins le malade que je ne pourrais le revoir avant le surlendemain, 16 août.

Heureusement, une circonstance inattendue me permit de le visiter le lendemain soir, 15 août. Du délire, un point de côté violent, une oppression extrême, survenus dans l'après-midi, mettaient sa vie dans le plus grand danger.

Un large vésicatoire à la nuque, un autre beaucoup plus grand sur le côté malade immédiatement appliqués, lui sauvèrent la vie.

Mon erreur de diagnostic du 13, ne m'inspire aucun regret. Les chaleurs torrides, l'absence de point de côté, les accidents intestinaux la justifient. Ce que je me reproche, c'est de n'avoir pas prévu qu'une seconde émission sanguine serait utile, nécessaire peut-être dans la journée du 15. Elle aurait épargné au malade les symptômes alarmants qui mirent sa vie en si grand danger, et la douleur des deux affreux vésicatoires.

L'observation des deux ouvriers prouve le triomphe facile de la saignée au début de la pleuro-pneumonie, et celle du laboureur, le grand danger de la différer seulement d'un jour.

Pendant la constitution médicale très inflammatoire de février 1888, trois ouvriers atteints de méningite cérébro-spinale, m'appellent le même jour.

Deux sont largement saignés et le troisième me snpplie de lui mettre un vésicatoire, à l'endroit le plus doulou-reux de la colonne vertébrale. J'eus la faiblesse d'accéder à sa demande.

Le lendemain, les deux premiers me dirent dans leur langage typique, que j'avais emporté leur maladie dans ma voiture et qu'ils se trouvaient bien.

Il était loin d'en être ainsi du troisiè-me, qui habitait la commune de Rougé, et auquel un vésicatoire avait été appli-qué la veille.

La pyohémie inflammatoire, au lieu de s'affaiblir avait beaucoup augmenté. La céphalalgie était plus forte et les douleurs lombaires bien plus intenses. fl'inflammation avait gagné les parois abdominales.

Une application de sangsues amena un commencement de gangrène fort inquiétante.

Les liniments les plus anodins, les émolients furent prodigués pendant dix jours.

Le onzième jour, une pleuro-pneumonie se déclare et met la famille en pleurs. Une large saignée est faite et le lendemain une heureuse détente se déclare.

Le troisième jour, la fièvre enrayée par la première émission sanguine se ravive et exige une nouvelle ouverture de la veine qui donne 500 grammes d'un sang très couenneux. Le triomphe de la seconde saignée fut splendide ; le pouls tomba de 115 à 88. La pleuro-pneumonie était conjurée. Mais l'inflammation des parois abdominales, qu'un savant collègue venu en consultation appelait pérityphlyte, ne faisait que croître et embellir.

Les antipyrétiques les plus variés employés pendant plus d'un mois, eurent enfin raison de la pyohémie, et l'ouverture de la paroi abdominables, donna plus d'un demi-litre d'un pus très louable et très beau la guérison était parfaite.

Cette belle cure, qui me couta plus de 40 voyages. fut obtenue avec l'aide dés soins les plus affectueux et les plus délicats du château voisin.

Une large saignée aurait comme chez mes deux premiers malades atteints de la même affection, obtenu le même triomphe, et aurait épargné au pauvre ouvrier trois mois de grandes souffrances.

J'engage les savants qui préfèrent le vésicatoire, à la saignée dans le traitement de la pneumonie à lire cette observation.

Ces deux grands moyens curatifs s'unissent avantageusement mais sont loin d'avoir la même propriété.

La saignée sera toujours le grand sédatif, le microbicide par excellence. Le vésicatoire au contraire employé dès le début d'une maladie inflammatoire avant les émissions sanguines chez les gens vigoureux, loin d'avoir une action sédative, est un excitant.

Il y a quelque temps, un prince de la science, le docteur Kirchberg de Nantes, arracha à la mort un jeune homme de 26 ans, atteint d'une pneumonie caractérisée par les rales, des crachats rouillés et une forte oppression.

Le jeune homme allait mourir lorsque l'habile patricien eut l'heureuse inspiration de faire une saignée, qui, à peine terminée, amena une amélioration si considérable que le lendemain le malade en demanda une seconde qui fut pratiquée, et le surlendemain une troisième qui fut rejetée, comme n'étant plus nécessaire.

La convalescence était assurée.

Un autre prince de la science, le savant et judicieux professeur Potain enseigne que les saignées donnent des résultats merveilleux dans la pneumonie congestive et qu'elles sont parfaitement indiquées chez les individus robustes.

S'ils les employait dans la pnemonie classique, il trouverait sans doute qu'elles font mieux encore.

Pour m'encourager à pratiquer la saignée, un prêtre, observateur très éclairé et très attentif, qui vit encore, m'a dit souvent :

Nommé vicaire au début de ma carrière sacerdotale en 1839, dans une commune de notre région, mon vieux curé me prévint de prendre bien mes précautions toutes les fois que je visiterais un malade atteint de fluxion de poitrine, parce que cette maladie est presque toujours mortelle.

Les vieux médecins de l'époque comme les jeunes d'aujourd'hui ne pratiquaient pas la saignée.

Dans le même temps, les jeunes médecins qui la pratiquaient, remplacèrent les vieux, et, pendant les quatre ans que je restai dans cette grande commune, je ne vis aucun cas de mort par fluxion de poitrine.

En 1889, la dite commune a revu les mauvais jours d'avant 1839, et plus des deux tiers des malades affectés de pleuro-pneumonie ont payé le tribut aux doctrines du jour qui proscrivent la saignée.

Les braves laboureurs, qui, à 60 et 65 ans, se croient jeunes encore, ne se traitent pas comme les vieillards anémiques de 25 et 35 ans qui encombrent les hôpitaux de Paris.

L'école du jour remplace la saignée par le sulfate de quinine et le vésicatoire, dont on fait un étrange abus dans le traitement des maladies inflammatoires aigües.

Un savant étranger, dont je ne veux pas citer le nom, a osé donner huit grammes de sulfate de quinine en huit heures à un pneumonique qui devint sourd et aveugle pendant quatre mois. Le malheureux sujet de l'expérience dut se trouver fort heureux d'en être quitte à si bon compte. Cette médication aussi étrange qu'incendiaire devait amener la mort.

Le vésicatoire peut être plus dange-reux encore. Chez les gens vigoureux, employé dès le début d'une maladie in-flammatoire, avant les émissions san-guines, loin d'avoir une action sédative, il est un excitant énergique. C'est un tison enflammé jeté sur le début d'un incendie. Aussi on dira bientôt la con-gestion pulmonaire foudroyante et la pneumonie foudroyante comme on dit l'apoplexie foudroyante.

Dans tous les pays, les journaux sont remplis d'annonces de mort par conges-tion pulmonaire et par pneumonie; de-puis qu'on a abandonné la saignée.

En 1888, j'eus connaissance à Soudan de dix cas de fluxion de poitrine. Les deux premiers, chez des hommes dans la force de l'âge et en parfaite santé avant l'explosion de la maladie, traités sans émission sanguine avec un grand luxe de médicaments, amenèrent la mort en sept jours.

Deux autres, une femme et un homme, aussi dans la force de l'âge se traitèrent eux-mêmes et employèrent les vésicatoires dès le début de la maladie. Survinrent des épanchements pleurétiques énormes qui occasionnèrent la mort en douze jours.

La thoraceuthèse pratiquée par d'habiles maîtres de l'art aurait probablement sauvé ces deux malades, mais ne l'ayant jamais faite, je n'osai la proposer, et je suis d'ailleurs très certain que ma demande eût été refusée. Dans notre région de Châteaubriant, la thoraceuthèse n'a jamais eu de succès complet, à ma connaissance.

Quatre vieillards, 81 ans, 73, 70, 70, furent affectés les mêmes jours. Le quatrième, une femme de 70 ans, très énergique et paraissant encore jeune, fut fortement affectée, mais fut très largement saignée deux heures après le frisson initial qui avait été très violent.

Le triomphe de l'émission sanguine fut splendide ; le lendemain et le surlendemain le pouls n'était plus qu'à 90 et la chaleur de la peau très modérée.

Le quatrième jour, la fièvre avait à peu près disparu et j'annonçai à la malade qu'elle n'avait plus besoin de médecin. Mais l'amélioration étant survenue dès le quatrième jour, je la prévins que l'inflammation qui n'était peut-être qu'assoupie et enrayée pourrait se raviver ; qu'il était prudent de garder le lit et de s'abstenir d'aliments pendant trois jours encore, dans la crainte de nouveaux accidents inflammatoires.

Cette femme, trop énergique et d'une imprudence terrible, sans tenir compte de mes observations, se leva le jour même, but du cidre, commit imprudence sur imprudence et ne me demanda que le septième jour, juste à temps pour la prévenir que la mort était inévitable.

Les trois autres, un homme de 81 ans, un autre de 73 ans et une femme de 70 ans, tous les trois d'une bonne constitution, furent largement saignés dès le second jour.

L'émission sanguine n'eut point le triomphe complet qu'elle obtint chez la malade saignée deux heures après le frisson initial, elle atténua et affaiblit seulement la maladie qui guérit très bien le douzième jour.

Les vésicatoires furent largement employés.

La convalescence des trois vieillards

fut assez courte et très heureuse. Aucun ne me demanda de toniques.

L'union du sang neuf et d'un vin généreux réveille et ranime promptement les forces paralysées par la maladie et rajeunit les convalescents.

Le vin au contraire dans la pyohémie inflammatoire provoque des maladies souvent mortelles.

Deux riches laboureurs, peu éloignés l'un de l'autre, furent aussi frappés le même jour de pleuro-pneumonie grave.

L'un est largement saigné dès le matin du second jour ; eau fraîche ou tisane à discrétion, au choix du malade.

Le troisième jour, les symptômes graves avaient cessé ; eau fraîche en moindre quantité, tisane abondante.

Le quatrième jour, les symptômes graves du second jour étaient devenus plus alarmants et mettaient la famille en pleurs.

Large saignée, sang très couenneux, tisanne abondante, l'eau fraîche n'est plus permise qu'en minime quantité et seulement pour rafraîchir la bouche.

Les jours suivants, la maladie jugulée et devenue très légère, suivit ses phases avec bénignité.

On néglige le vésicatoire et, avant un mois, le riche paysan, qui avait un peu plus de fraîcheur et d'embonpoint qu'avant sa maladie, courait à sa charrue.

Son riche voisin, traité sans émission sanguine, usa très largement de toutes les ressources de la polypharmacie la plus riche et la plus effrayante, fut couvert de onze vésicatoires, de plus de cinq cents pointes de feu, resta deux mois et demi suspendu entre la vie et la mort, et ne dut son salut qu'à l'excellence de sa constitution, au très profond dévouement et à la grande habileté de ses deux médecins.

Après trois mois de souffrances indicibles, il avait perdu quarante-cinq livres de son poids, 22 kilogrammes 500 grammes.

L'abandon de la saignée est un désastre pour la santé publique.

D'illustres savants, des médecins célèbres déplorent comme moi l'abandon de la saignée.

M. Willems, célèbre médecin de Bruxelles dit que la méthode des saignées nous a rendu incontestablement les plus grands services, qu'elle est appelée à nous en rendre tous les jours, et déplore l'abandon absolu qu'on en a fait.

Un autre prince de la science, M. Crocq, disait en 1889 : « Lorsqu'on traite la pneumonie par le tartre stibié et les saignées, on ne perd pas un pneumonique. » La pneumonie chronique se rencontre fréquemment aujourd'hui, elle était rare autrefois, pouquoi cette différence ? C'est qu'autrefois on traitait tous les pneumoniques par la saignée et qu'on les guérissait radicalement.

Ce même auteur, dans un beau discours à l'académie de Bruxelles, séance du 26 juillet 1890, a dit qu'il n'est point prouvé que les microbes soient la cause de la pneumonie, et qu'on ne peut se baser sur l'origine infectieuse de la pneumonie pour nier l'efficacité de la saignée dans cette affection.

Pour moi, dit-il, je déclare que je jugule les inflammations par la saignée ; ce moyen employé au début donne toujours-la guérison au bout de huit jours au plus ; il enraye nettement la maladie. On ne doit pas perdre de pneumoniques. Pour ma part, je n'en perds jamais.

De nos jours, on remplace la clinique par des laboratoires, tandis que ce n'est qu'au lit du malade qu'on peut faire des observations utiles. Nos prédécesseurs, dont on méconnaît les travaux, faits uni-

quement au lit du malade, saignaient
dans la pneumonie et guérissaient leurs
malades. Mais les jeunes générations
méconnaissent la clinique, les faits ac-
quis par nos anciens et marchent dans
une voie désastreuse.

Je ne me suis jamais repenti d'avoir
pratiqué une saignée, mais j'ai souvent
regretté de m'en être abstenu. S'il ne
m'était plus permis de saigner, je re-
noncerais à la pratique de la médecine.

Le temps n'est pas loin où l'on en reviendra aux saignées.

L'illustre Crocq a résumé en quelques
phrases, bien mieux que je n'aurais pu
le faire moi-même, mes idées sur cet
important sujet.

Deux illustres savants de Gênes, deux
princes de la science, Scialla et Trovati,
disent que de tous les moyens qu'ils ont
employés pour combattre la pneumonie
c'est la saignée qui leur a donné les
meilleurs résultats.

M. Maragliano, un autre prince de la
science, emploie aussi la saignée pour
combattre la pneumonie, et sur douze
malades n'a pas eu un seul décès.

Dans ma longue carrière, des 120
malades affectés de fluctions de poitrine

que j'ai saignés trois fois, je n'ai pas eu un seul insuccès.

A ceux qui prétendent que les constitutions humaines sont affaiblies et qu'on ne doit plus saigner les personnes âgées ; les 13 vieillards cités dans mon petit travail, âgés en moyenne de 76 ans et 3 mois, tous affectés de maladies inflammatoires très graves, fluxion de poitrine, 8 ; méningite inflammatoire délirante, 3 ; apoplexie cérébrale, 2 ; tous parfaitement guéris par 27 émissions sanguines abondantes, répondent victorieusement.

Ces succès, qui sont le triomphe de la saignée, rappellent le douloureux souvenir des 42 décès, tous par pneumonie, survenus aux Invalides, en moins de trois mois, dans l'hiver de 1886.

Les adversaires de la saignée pourraient-ils dire par quel organe survint cette effrayante mortalité ? Est-ce par la faiblesse du cœur, occasionnée, disent les savants, par des émissions sanguines trop exagérées, ou par l'engorgement du poumon qui se produit, surtout quand on ne les a pas pratiquées ?

J'ai annoncé des faits prouvant le triomphe de la saignée, je continue à en citer :

Mme Robert de Soudan, 70 ans, atteinte d'une fluxion de poitrine très grave, fut largement saignée trois fois en quatre jours. — Cette dame d'un sang généreux, eut une convalescence courte et heureuse et guérit très bien.

Tout récemment, une femme de 81 ans, grande, sèche et maigre, et d'une excellente constitution, connue de toute la ville de Châteaubriant, m'appelle pour une fièvre pneumonique six heures après le frisson initial.

Un point de côté douloureux et le pouls à 105 annonçaient une maladie sérieuse.

J'avais le projet de faire une émission sanguine de 300 grammes que je portai à 375 grammes jusqu'à ce que je pressentisse un commencement de l'hypothymie, afin de la rendre plus héroïque.

Le lendemain matin l'amélioration était grande ; le pouls, de 105 n'était plus qu'à 90, mais la figure était encore turgescente, trop rouge et trop animée. L'eau fraîche remplace la tisane.

Le troisième jour, la fièvre était conjurée et la maladie devenue légère, parcourut ses phases avec bénignité.

Le dix-septième jour la vieille mère

allait à un kilomètre de sa maison écorcer du bois dans le taillis du Bois-Hamon. Tout le village émerveillé appelait miracle ce qui pour moi était simplement une nouvelle preuve du triomphe de la saignée au début des maladies inflammatoires.

Dans le même temps, des hommes dans la force de l'âge et bien portants avant l'explosion de la maladie, traités sans émission sanguine, et plus savamment d'après les nouvelles doctrines, mouraient en trois jours de congestion pulmonaire, ou en 6 jours de pleuropneumonie. Je peux citer les noms, les dates et les demeures.

L'union du sang neuf et d'un vin généreux rajeunit les convalescents. — *Vinum bonum lœtificat cor hominis.*

Un beau triomphe de la saignée qui me rappelle un des plus beaux souvenirs de ma vie, eut lieu en 1880, la dernière fois que j'ai fait une troisième émission sanguine dans une fluxion de poitrine.

M. Boutin, de la Bossardais en St-Aubin-des-Châteaux, atteint d'une pleuropneumonie très grave, avait été largement saigné deux jours consécutifs. Une grande détente avait lieu le troisième jour. Mais la pyohémie inflammatoire existant toujours, une inflammation violente se raviva le quatrième jour. Une oppression extrême et le délire annonçaient une mort prochaine et presque inévitable.

Me rappelant les vieilles gloires de la saignée, me souvenant que des 119 malades que j'ai saignés trois fois dans des cas semblables je n'en ai perdu aucun, je déclarai qu'une troisième émission sanguine était le seul moyen de salut et que si ma demande était refusée, j'allais me retirer.

Faites donc, dit une voix intelligente au milieu de la foule si opposée à ma demande.

Une émission sanguine portée jusqu'à ce que je pressentisse un commencement de l'hypothymie donna 430 gr. d'un sang recouvert d'une couenne blanche très dense et très épaisse ce qui fit croire à la foule que la mort était inévitable et me permit à moi d'annoncer que le triomphe n'était pas loin.

Le lendemain matin tout danger avait disparu et la convalescence fut courte et heureuse.

Tout le village, émerveillé, cria bien haut au miracle.

Le sang neuf ne tue que la maladie.

Il y a 40 ans, une troisième saignée, comme une seconde aujourd'hui, était assez souvent nécessaire pour combattre l'inflammation qui, sans ce moyen énergique, eût certainement amené la mort, ce qui prouve que la résistance de la fièvre à la saignée a perdu un tiers de sa force.

Les constitutions humaines seraient-elles affaiblies dans la même proportion ?

Je livre cette pensée à la méditation des physiologistes.

Un prince de la science nouvelle, un grand adversaire de la saignée, l'illustre Dumoulin de Bruxelles, puisant sans doute ses convictions, uniquement dans les laboratoires, et loin du lit des malades, a dit à l'académie de Bruxelles, que la saignée aggravait le mal dans les affections pyrétiques et qu'elle était formellement contre-indiquée dans la pneumonie surtout.

Cette assertion est, selon moi, tout le contraire de la vérité et tous les cas de maladies inflammatoires aigues dont j'ai été témoin dans ma longue carrière dans notre région de Châteaubriant, protestent hautement contre une semblable négation de la vérité.

Je mets à la disposition de l'honorable

et illustre médecin de Bruxelles les noms, les dates et les demeures des 37 malades affectés de méningite inflammatoire délirante quelquefois convulsive dont 36 ont été guéris par trois larges émissions sanguines en quatre jours. Le 37e du fond de sa tombe, s'il avait la parole, protesterait aussi très hautement en me reprochant d'avoir eu la faiblesse de céder à la pression de l'opinion publique et de n'avoir pas osé faire une quatrième saignée que lui et sa digne femme me suppliaient de faire et qui l'eut guéri lui aussi.

Je porte le défi aux adversaires de la saignée de citer les noms et les demeures de quatre malades seulement affectés de méningite inflammatoire, délirante, guéris sans émission sanguine.

Je ne connais ni les hématies ni les leucocytes que j'ai rarement vus. Je connais la fièvre inflammatoire dont le degré d'intensité a toujours été mon guide, ma règle et ma gouverne infaillible qui ne m'a jamais trompé.

1888, 1889, 1890 vont fournir de nombreux sujets de triomphe pour la saignée et prouver l'immense supériorité de la vieille méthode sur les nouvelles pour le traitement des maladies inflamma-

toires aiguës. Les faits vont parler
d'eux-mêmes.

Le docteur Chauvin, ancien Repré-
sentant, qui suivait habilement les indications de la saignée, a prouvé par les
registres des naissances et décès de la
commune de Sion, que la moyenne de
la vie, qui était de 26 ans seulement,
avant qu'il y exerçât la médecine,
s'éleva par ses soins à 38 ans de 1832 à
1848, qu'elle retomba à 26 ans cinq mois,
pendant les années 1849, 1850, 1851,
qu'il siégea à l'assemblée législative,
pour se relever de nouveau à 38 ans,
après son retour à Sion.

J'engage fortement les adversaires de
la saignée à faire de pareilles statisti-
ques ; ils se convaincront par eux-mêmes que leurs théories sont loin d'aug-
menter la moyenne de la vie.

1889 va nous faire voir de nouveaux
triomphes de la saignée.

Dans la petite commune de Noyal
seulement, dix malades furent affectés
de fluxion de poitrine à ma connaissance.

Des cinq qui furent traités sans émission sanguine, l'un est mort en 6 jours,
deux sont morts après deux mois de
grandes souffrances, couverts de vésica-

toires et saturés d'antipyrétiques ; deux sont guéris en trois mois après avoir usé très largement de toutes les ressources de la plus riche polypharmacie.

Les cinq qui ont été traités par la vieille méthode ont tous été guéris parfaitement. L'un en quinze jours parce qu'il ne fut saigné qu'à la fin du second jour après le frisson initial et avec l'emploi de trois grands vésicatoires.

Les quatres autres, saignés largement le jour même du frisson initial, ont tous parfaitement guéri en huit jours, deux sans avoir même besoin de vésicatoires.

Pendant que la vieille méthode obtenait de si beaux succès, la nouvelle nous faisait voir une série de décès, qui prouve son impuissance et ses dangers dans le traitement de la fluxion de poitrine.

M. Férand, consul de France près l'empereur du Maroc, traité sans doute par d'habiles maîtres de l'art, mourait en quelques jours d'une pleurésie.

M. Pain, député de la Vienne, mourut d'une fluxion de poitrine, le 8 février 1889, à l'âge de 56 ans.

M. Jules Imbs, ce grand ingénieur si célèbre, traité sans doute par les princes de la science, était enlevé en trois jours par une fluxion de poitrine.

Une jeune mariée appartenant à la haute société parisienne, mourut aussi d'une fluxion de poitrine, six jours après ses noces.

Un beau jeune homme, fort vigoureux, plein de santé, mourait également à Fougères, en faisant ses 28 jours, traité par la nouvelle méthode sans émission sanguine, aussi d'une fluxion de poitrine.

Un jeune marin, fort vigoureux, était également enlevé, à Bayonne, en six jours, par une fluxion de poitrine.

M. Benoist, de St-Nazaire, entouré des soins les plus affectueux et les plus délicats de savants collègues imbus des doctrines nouvelles, mourut en quelques jours de péricardite et de pneumonie.

L'huissier Jousseaume, de Talmont, vient d'être enlevé en peu de jours par une méningite.

M. l'abbé Courtois, premier vicaire de Saint-Pierre du Gros-Caillou, vient d'être enlevé en trois jours par une fluxion de poitrine.

M. le comte Henri de Lépinais vient d'être enlevé, aussi en quelques jours, par une fluxion de poitrine, à Cadenet, près Montpellier.

En septembre dernier, aux manœuvres de cavalerie du deuxième corps d'armée bavarois, 17 soldats sont morts d'insolation.

C'est donc partout la mort dans des cas où la saignée aurait facilement obtenu des succès.

1890 nous offre encore plusieurs cas où la saignée a eu de beaux triomphes.

Quatre hommes dans la force de l'âge, atteints fortement de pleuro-pneumonie, sont fortement saignés, deux le premier jour et deux le second jour. Les deux premiers ont été guéris en huit jours. Les deux autres, dont la maladie était plus grave, n'ont guéri qu'en quinze jours, et avec des vésicatoires.

Quatre femmes traitées sans émission sanguine, sont mortes le septième et le huitième jour.

Un bel enfant de onze ans, grand, fort et vigoureux, gravement atteint de pleuro-pneumonie qu'une large saignée eût guéri en sept jours, fut saturé d'antipyrétiques et couvert de vésicatoires. La pleuro-pneumonie guérit bien, mais des accidents surgirent du côté du cœur, et ce bel enfant mourut d'endocardite,

après trois mois de souffrances héroïquement supportées.

Une petite voisine de 7 ans, également
affectée, eut une application de sangsues
qui produisit un écoulement de sang
effrayant, disent les parents et les voi-
sins. Le sixième jour, la petite fille courait les rues et allait visiter son petit voisin.

Un autre enfant de quatre ans, très
fort, atteint de pleurésie, eut une épistaxis abondante et guérit de même très
bien.

Ce fait prouve clairement que la nature
médicatrice, bien plus habile que les
médecins à saisir les indications thérapeutiques, approuve les émissions sanguines, puisqu'elle les fait elle-même.

Si la saignée dépasse quelquefois un
peu le but que se propose le médecin,
l'inconvénient est très léger, puisque le
vide qui s'est produit se remplit en quelques jours.

Les deux observations suivantes vont
prouver clairement cette vérité.

Le lendemain de la mort de Vulpian,
mort aussi d'une fluxion de poitrine, à
61 ans, je vis à Erbray une vieille femme
de 74 ans, affecté de la même maladie.

Le pouls à 105, un point de côté dou-

loureux et un commencement d'oppression annonçaient une maladie sérieuse.

Une large saignée, un peu trop forte
peut-être, fut pratiquée.

Le lendemain, les forces paraissant
un peu trop déprimées, le vin et le café
remplacèrent la tisane.

Le troisième jour, la tisane à son tour
remplace le vin et le café, dans la crainte
que l'inflammation ne se ravivât trop
fortement.

Le quatrième jour, la pleuro-pneumonie qui était conjurée, parcourut ses
phases avec bénignité jusqu'au huitième
jour.

Avant un mois, la vieille femme repre-
nait sa quenouille et ses fuseaux.

Dans le même temps, un meunier dans
la force de l'âge, atteint d'une pleuro-
pneumonie grave, traité sans émission
sanguine, avec un grand luxe de *médicaments nouveaux*, mourait le huitième
jour.

Son jeune compagnon, 20 ans, dix
jours plus tard atteint de la même affection, fut très largement saigné, un peu
trop fortement peut-être.

Le lendemain matin, le pouls, de 115
n'était plus qu'à 48, et la chaleur, un
peu au-dessous de la normale.

Cet incident inattendu, loin de me faire peur, me rassura sur l'efficacité de la saignée de la veille, qui avait jugulé la maladie.

Le vin et le café remplacent immédiatement l'eau froide et remontent en quinze heures le pouls à 80.

Le dixième jour. le jeune meunier allait, bien tristement, visiter le moulin où il ne revit plus son maître.

Si au contraire la saignée est différée ou n'est pas faite, l'inflammation jouissant de sa liberté envahit promptement le second poumon ou se communique au cœur et à ses enveloppes, et amène la mort en quatre ou cinq jours, plus souvent en sept ou huit, ou une endo-cardite qui fera le désespoir du pauvre malade et de ses médecins.

Depuis que la saignée est délaissée, la thérapeutique des maladies franchement inflammatoires aigües a fait un immense progrès en arrière.

La méningite inflammatoire délirante est presque toujours mortelle.

La congestion pulmonaire enlève le malade en trois jours ; la pleuro-pneumonie quelquefois en trois ou quatre jours, plus souvent en sept ou huit ou devient chronique.

La pleurésie surtout qui guérissait presque toujours autrefois en huit ou dix jours, mal combattue maintenant par antipyrétiques qui remplacent la saignée, produit très souvent des épanchements énormes que la médecine est impuissante à combattre et qui deviendraient fatalement mortels sans l'heureuse intervention de la chirurgie.

Dans tous les pays, de grands maîtres de l'art, d'illustres chirurgiens ont inventé et perfectionné les moyens de combattre les épanchements pleurétiques qui se produisent si souvent aujourd'hui.

Un grand prince de la science, Furbringer a construit un nouvel appareil qui réunit les avantages du siphon et de la pompe aspirante et qui, en 1888, lui avait déjà donné de très bons résultats dans cinquante cas. Depuis ce temps, il a fait de trois cents à quatre cents ponctions.

Kuester, un autre prince de la science, avait fait, depuis 1875 à 1888, cent dix fois l'opération de l'empyème, en réséquant sept centimètres d'une ou deux côtes.

M. Rogée de Saint-Jean-d'Angély, qui a perfectionné l'appareil pour l'opération de l'empyème par une canule à deux soupapes, citait en 1888 plusieurs succès complets qu'il avait obtenus avec cet ingénieux procédé. Mais la guérison de ses malades a demandé cependant plusieurs mois.

M. Lewaschew de Kasan a injecté vingt-quatre fois de l'eau salée à 6 % pour remplacer le liquide de l'épanchement pleurétique.

M. Jules Renoy, depuis plusieurs années, traite toutes les pleurésies infectieuses ou non par la ponction suivie d'une injection de chlorure de zinc à 1 %.

La saignée, si on ne l'avait pas délaissée, faite en temps utile aurait prévenu la plupart des épanchements pleurétiques très dangereux, qui ont exercé si souvent le beau talent des grands chirurgiens et les malades s'en seraient félicités.

Les lauriers de la chirurgie sont difficiles à conquérir et coûtent cher au pauvre malade.

La thoraceuthèse avec le siphon et les pompes aspirantes plus ou moins perfectionnées, l'opération de l'empyème qui enlève sept centimètres d'une ou deux côtes, demandent des mains habiles, bien exercées et sûres d'elles-mêmes. Ces belles opérations, si glorieuses pour la chirurgie, n'ont pas d'ailleurs que des résultats brillants. La pleurésie purulente sera toujours, quoiqu'on fasse, une maladie grave et souvent mortelle.

Ces opérations faciles pour les grands maîtres de l'art dans les hôpitaux, les maisons opulentes et les châteaux, sont impraticables dans les hameaux et les chaumières où le paysan aimera bien mieux mourir que de se faire ouvrir la poitrine, par l'ablation de sept centimètres d'une ou deux côtes.

Les heureux opérés ont à subir de grandes souffrances et une incapacité de travail de plusieurs mois.

La saignée, au contraire, moins douloureuse qu'une piqûre de mouche, facile pour les mains les plus débiles et les moins exercées, coupe aisément en deux une maladie aigüe inflammatoire grave qui devient légère et guérit en huit jours.

La vieille méthode avait donc une immense supériorité sur les nouvelles pour le traitement des maladies inflammatoires aigües.

En commençant mon petit travail, j'ai annoncé des faits qui prouvent le triomphe de la saignée au début des maladies inflammatoires et le danger de la différer ou de ne pas la faire.

J'ai rempli ma tâche. Toutes les pages de mon petit travail sont remplies de faits splendides qui prouvent clairement cette vérité.

Ces faits ont été recueillis au lit des malades non dans les laboratoires, écrits aussitôt et publiés dans les trois journaux de Châteaubriant. Aucun n'a été contesté ni démenti. *Quod vidi testor.*

Je laisse à des plumes plus savantes et mieux exercées que la mienne le soin de coordonner ces faits et d'en déduire les enseignements précieux qu'ils renferment pour le traitement des maladies aiguës inflammatoires.

Plusieurs malades, dont les observations sont relatées existent encore.

M. Gautron, de Soudan, me disait, il y a quelques jours : « Dans ma méningite, la quatrième saignée me *rendit mes idées* et me remit en possession de moi-même. » Cet homme eut une convalescence courte et heureuse, et a toujours joui d'une forte santé.

Le fermier de Noyal, dont le délire et une faiblesse extrême annonçaient une mort prochaine, vit encore. Trois saignées réveillèrent et ranimèrent ses forces opprimées par la pleurésie rhumatismale, et en vingt jours le ramenèrent à la charrue.

Durand, de Saint-Aubin-des-Châteaux, que j'appelle la gloire vivante de la saignée parce qu'il a été guéri de six méningites inflammatoires terribles, quelquefois convulsives, par trois larges saignées, 1,400 grammes en moyenne à chaque maladie, a exigé, il y a quelque temps, une *saignée préventive* de 400 grammes qui l'a, dit-il, rajeuni de dix ans en vingt-quatre heures, et l'a peut-être préservé d'une septième crise terrible qui l'aurait probablement conduit au tombeau. Cet homme a toujours eu des convalescence courtes et heureuses, et n'a jamais demandé de toniques, quoiqu'il habite près d'un vaste étang.

Des huit vieillards agés en moyenne de soixante-douze ans, affectés de pleuro-pneumonie, et tous guéris par une large émission sanguine, cinq vivent encore et se portent bien.

La vieille femme de Rougé, 83 ans, arrachée à la mort par deux larges saignées et deux épistaxis abondantes, porte encore gaiement ses 86 ans.

Ces faits peuvent paraître avec hon-

neur dans les académies et les congrès;
ils sont dignes des méditations des illustres savants.

CONCLUSION.

La saignée reviendra bientôt, car les
faux systèmes n'ont qu'un temps et la
vérité dure toujours.

22 novembre 1890.

Dr CHATELIER.

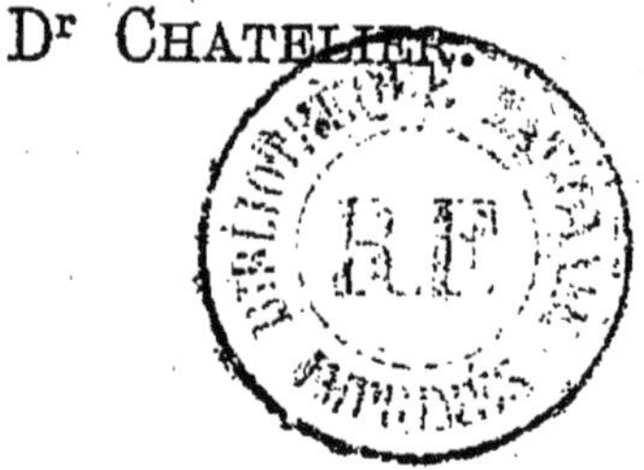

Châteaubriant, imp. H. BOURGEOIS, boulevard des Terrasses.